内　容

第2週

覚え書き

練習11　漢字並べ

練習12　カナ並べ

練習13　ひらがな並べ

練習14　漢字ゲーム

練習15　形の配列

練習16　形と色並べ

練習17　数と形と色を選ぶ

練習18　方向並べ

練習19　数字暗号から文章作成

練習20　分類

練習21　文章構成

練習22　面白い数

練習23　国旗を描く

練習の自己採点

FM練習帳

脳損傷のリハビリテーションのための方法
FM：藤井正子　　TBIリハビリテーション研究所

頭が働く練習帳Ⅱ

氏　名　_____

実施日　_____年_____月_____日　から

　　　　_____年_____月_____日　まで

覚 え 書 き

- 各曜日で、その日にする練習は全部まとめてあります。
- 練習は楽しくするのが原則です。 楽しくないときには、作った人に文句をいいましょう。
- 集中できる時間に毎日訓練しましょう。
- 集中できないときには、新聞でも本でも使って書き取りの練習をしましょう。
- いやになったら止めてもいいですが、あとで続けましょう。
- 練習を終わった後に、貴方がどれだけできたかを100点満点で何点くらいか予想して書いてください。また意見や提案があったら書いて下さい。

月

月曜日の練習　　そろえるもの：鉛筆と色鉛筆、A4の紙1枚、ハサミ、タイマー

今週の練習は11から23まで5分ずつでやりましょう。5分で止めて下さい。ただし練習18の練習は10分で22の確認の計算は5分の時間外でやって下さい。

練習11　漢字並べ

次に5個の漢字があります。その漢字を5回横に書きましょう。また、その下にその漢字の読みをひらがなで書き、意味も書きましょう。5分で止めて下さい。

1　地図
　　　読み
　　　　意味

2　希望
　　　読み
　　　　意味

3　空想
　　　読み
　　　　意味

4　分類
　　　読み
　　　　意味

5　鉱物
　　　読み
　　　　意味

練習12　カナ並べ

次に10個のカタカナがあります。　そのカタカナを横に3回書きましょう。
5分で止めて下さい。

1　イタリア

2　リハビリテーション

3　キリン

4　ナイフ

5　ストーブ

6　ヒヤシンス

7　カヌー

8　ボランティア

9　ガラス

10　ピンク

練習13　ひらがな並べ

次に10個のひらがながあります。そのひらがなを横に3回書きましょう。
5分で止めて下さい。

1　さかな

2　かがくしゃ

3　りょうしん

4　かざん

5　どうぶつ

6　どうぐ

7　かいりゅう

8　しぜんはかい

9　かんきょう

10　たいよう

練習14　漢字ゲーム

まずA4の紙を縦に4つ、横に4つに折ります。そして開くと16に区分されています。その16の枠の中に下の漢字をへんとつくりを別にして書き入れましょう。
そのあとで、折り線どおり切り放して下さい。切り放した16枚をまぜてから、もう一度もとのように並べなおして下さい。これは明日からも使いますので捨てないで下さい。これは時間制限はありません。

1　特

2　注

3　攻

4　指

5　枝

6　肪

7　付

8　計

練習15　形の配列

次の形をそのまま右にうつして2回書きましょう。5分で止めて下さい。

○△□○

○△○△□

△△□

○□□△

△□○○

△□□□○

練習16　形と色並べ

次の形には下に色の名前が書いてあります。その形をそのまま右に写して指定通りの色を塗りましょう。5分で止めて下さい。

○　△　□　○
赤　緑　黄　赤

○　△　○　△　□
赤　緑　緑　赤　黄

△　△　□
緑　緑　緑

○　□　□　△
赤　青　青　緑

△　□　○　○
緑　青　赤　緑

△　□　□　□　○
緑　青　青　青　赤

練習17　数と形と色を選ぶ

次の形が円であり、下の数字が奇数であれば赤で塗り、形が四角であり、下の数字が偶数であれば黄色で塗りましょう。残った白い形は4個です。5分で止めて下さい。

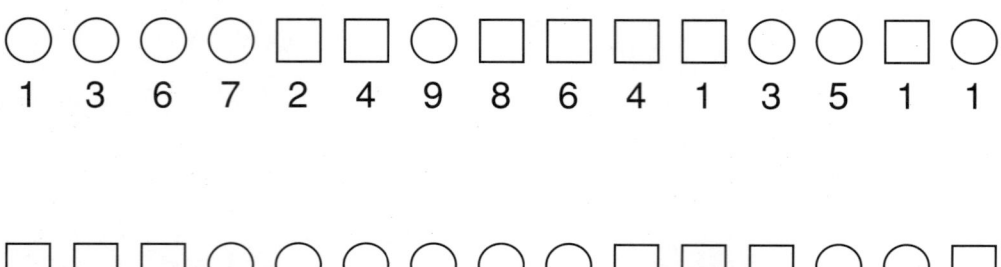

練習18　方向並べ

次に方向を示す矢印（矢頭）か、文章があります。その通り書いて下さい。
10分で止めて下さい。

1　次の印どおり3回書いて下さい。

→→→→↑←←←↓↓

△△△→↑↑▽▽▽

▽△←←↑↑↓↓→

2　右向きの矢印3本、上向きの矢印2本、下向き矢印1本、左向き矢印4本を下に書く

3　2で書いた矢印を2回そのとおり写して下さい。

練習19　数字暗号から文章作成

下の数字で記号化した文章が2つあります。その数字列をもとの文章に再構成して下にかなで書いて下さい。ただ濁点は自分で想像でつけて読み易い文章にしましょう。5分で止めて下さい。

い	ろ	は	に	ほ	へ	と	ち	り	ぬ	る	お	わ	か	よ	た	れ	そ
1	2	3	4	5	6	7	8	9	10	11	12	13	14	15	16	17	18

つ	ね	な	ら	む	う	い	の	を	く	や	ま	け	ふ	こ	え	て	あ
19	20	21	22	23	24	25	26	27	28	29	30	31	32	33	34	35	36

さ	き	ゆ	め	み	し	ひ	も	せ	す	ん
37	38	39	40	41	42	43	44	45	46	47

1

15　28　3　9　35　2　24　42　47　1　42　40　27　46　11　43　7　3

12　44　1　14　31　46　43　7　1　3　19　27　24　31　11　44　26　35　46

2

16　17　35　44　24　47　40　1　27　26　14　17　11　33　7　3　35　38

21　1　26　35　46　14　18　17　27　14　34　11　33　7　3　36　9　30　46

練習20　分類

次の名詞を下の3つの枠のなかに分類して書き入れましょう。5分で止めて下さい。

ひきがえる　水晶　めのう　くちなし　しまうま　時計　たんちょうづる　しらさぎ
こうのとり　ぼたん　エメラルド　コスモス　サファイア　だちょう　大理石
銀杏　へび　つばめ　松　犬　大根　猫　たんぽぽ　きりん　白樺　いちご

動物

植物

その他

練習21　文章構成

次の3つの文章は順序が違っているために意味がわかりません。わかるように並べなおして文章を書いて下さい。5分で止めて下さい。

1　乗って歩きました。ひとは　恐くて逃げました　最初にみたときは　らくだを　慣れてくると

2　生まれつき　なおらないものです。ひとは　いくら　性質をもっている　親切にされても　悪い

3　いやなことを　ひとは　頼まれても　よくします。　すすんでやるふりを

練習22　面白い数

変わった足し算をしてみましょう。まず横に並んでいる5つの数字の一位の数を足して答の下二桁とします。この数を50から引きます。それを答の上二桁とします。5分で止めて下さい。時間外でこの計算の答えを確かめましょう。

　　　　　　　　　　　　　　　　　　　　　　　　　　　　　　上の計算の答

1　　741　　459　　514　　377　　533　　　_____

2　　642　　756　　306　　231　　689　　　_____

3　　147　　855　　218　　723　　681　　　_____

4　　803　　657　　403　　278　　483　　　_____

下の足し算をしてみて下さい。

```
         1           2           3           4
        741         642         147         803
        459         756         855         657
        514         306         218         403
        377         231         723         278
     +  533      +  689      +  681      +  483
     _____      _____      _____      _____
```

練習23　国旗を描く

下の線画の国旗を紙のあいているところに写して下さい。5分で止めて下さい。
時間があまったらあなたの好きな絵を余白に描いて下さい。

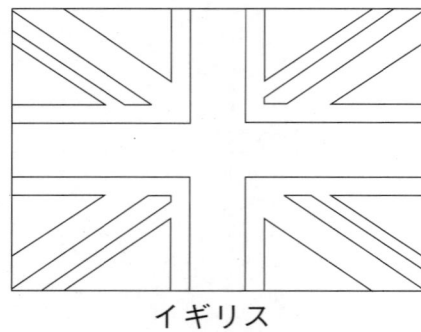
イギリス

月曜日の練習はどうでしたか？点数にすると100点満点で何点くらいになりますか？また、練習について何でもよいから、下に書いて下さい。

火

火曜日の練習　　そろえるもの：鉛筆と色鉛筆、月曜日に作った漢字ゲームカード16枚、タイマー

今週の練習は11から23まで5分ずつでやりましょう。5分で止めて下さい。ただし練習18の練習は10分で22の確認の計算は5分の時間外でやって下さい。

練習11　漢字並べ

次に5個の漢字があります。その漢字を5回横に書きましょう。また、その下にその漢字の読みをひらがなで書き、意味も書きましょう。5分で止めて下さい。

1　病院
　　読み
　　意味

2　失望
　　読み
　　意味

3　現実
　　読み
　　意味

4　辞書
　　読み
　　意味

5　動物
　　読み
　　意味

練習12　カナ並べ

次に10個のカタカナがあります。　そのカタカナを横に3回書きましょう。
5分で止めて下さい。

1　スペイン

2　リハビリテーション

3　ラクダ

4　ナイフ

5　エントツ

6　ガーベラ

7　ボート

8　ボランティア

9　コンピューター

10　ブルー

練習13　ひらがな並べ

次に10個のひらがながあります。そのひらがなを横に3回書きましょう。
5分で止めて下さい。

1　やさい

2　がくしゃ

3　きょうだい

4　みずうみ

5　しょくぶつ

6　ほうちょう

7　はまべ

8　しぜんはかい

9　かんきょう

10　もくせい

練習14　漢字ゲーム

月曜日に作った漢字ゲームの16枚のカードがあります。その紙のへんを赤で、つくりを黒で印を付けて下さい。8枚づつ赤と黒のカードができます。5分間で赤のへん一枚と黒のつくり一枚で新しく漢字を5つ以上作り、その漢字を下に書きましょう。

練習15　形の配列

次の形をそのまま右にうつして2回書きましょう。5分で止めて下さい。

○△□◇◇

○△○△※

△△□

○□□△◎

▽▽△□○

△□□□

練習16　形と色並べ

次の形には下に色の名前が書いてあります。その形をそのまま右に写して指定通りの色を塗りましょう。5分で止めて下さい。

○　△　□　○　△　□
赤　緑　青　赤　緑　青

○　△　○　△
青　赤　青　赤

△　△　□　△　△　□
緑　緑　緑　緑　緑　青

○　□　□　△
赤　青　青　緑

△　□　○　○
緑　青　赤　赤

▽　▽　△　□　□　□
緑　緑　緑　青　青　青

練習17　数と形と色を選ぶ

次の形が円であり、下の数字が奇数であれば赤で塗り、形が四角であり、下の数字が偶数であれば黄色で塗りましょう。残った白い形は1個です。5分で止めてください。

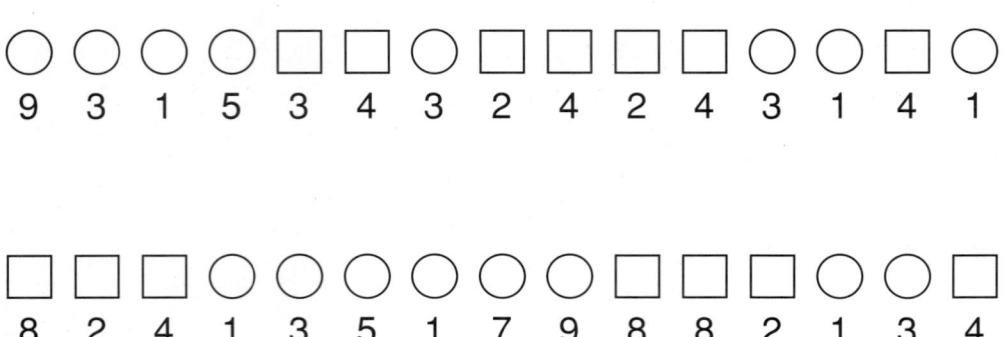

練習18　方向並べ

次に方向を示す矢印（矢頭）か、文章があります。その通り書いて下さい。
10分で止めて下さい。

1　次の印どおり3回書いて下さい。

→→→→↑←↓←↓↓

△△△▽▽

▽△←←↑↑↓△→

2　右向きの矢印3本、下向きの矢印2本、上向き矢印1本、左向き矢印4本を下に並べる

3　2で書いた矢印を2回そのとおり写して下さい。

練習19　数字暗号から文章作成

下の数字で記号化した文章が2つあります。その数字列をもとの文章に再構成して下にかなで書いて下さい。ただ濁点はないので自分で想像でつけて読み易い文章にしましょう。5分で止めて下さい。

い	ろ	は	に	ほ	へ	と	ち	り	ぬ	る	を	わ	か	よ	た	れ	そ
1	2	3	4	5	6	7	8	9	10	11	12	13	14	15	16	17	18

つ	ね	な	ら	む	う	ゐ	の	を	く	や	ま	け	ふ	こ	え	て	あ
19	20	21	22	23	24	25	26	27	28	29	30	31	32	33	34	35	36

さ	き	ゆ	め	み	し	ひ	も	せ	す	ん
37	38	39	40	41	42	43	44	45	46	47

1

38 22 1 21 39 24 42 47 4 16 46 31 22 17 42 47 42 16

7 44 4 24 22 38 22 17 11 33 7 14 36 9 30 46

2

43 7 3 16 17 44 24 47 40 1 27 26 14 17 11 33 7 3 35

38 21 1 26 35 46 14 18 17 27 7 38 4 3 14 34 11 33 7

3 36 9 30 46

練習20　分類

次の名詞を下の3つの枠のなかに分類して書き入れましょう。5分で止めて下さい。

やまばと　たんす　鏡台　やなぎ　しまうま　たんちょうづる　パンダ　きつつき
あじさい　さくら　机　コスモス　食器棚　だちょう　電話台　銀杏　椅子　松
きりん　猫　こたつ　さる　いるか　こうもり　かぶとむし　ききょう　みみずく
菊　かまきり

動物

植物

家具

練習21　文章構成

次の3つの文章は順序が違っているために意味がわかりません。わかるように並べなおして文章を書いて下さい。5分で止めて下さい。

1　全員一致で　このお話は　ふさわしいと　火曜日の演説に　決定いたしました。

2　東京湾の北に位置し　浅草があります。台東区は　有名な　区内に

3　至急　受信したファックスの中に　足りない　ありましたら　ご連絡下さい。ページが

練習22　面白い数

変わった足し算をしてみましょう。まず横に並んでいる5つの数字の一位の数を足して答の下二桁とします。この数を50から引きます。それを答の上二桁とします。5分で止めて下さい。時間外でこの計算の答えを確かめましょう。

　　　　　　　　　　　　　　　　　　　　　　　　　　　　　　上の計算の答

1　　583　　588　　296　　971　　285　　　_____

2　　695　　796　　368　　189　　675　　　_____

3　　395　　498　　772　　872　　186　　　_____

4　　595　　699　　663　　278　　488　　　_____

下の足し算をしてみて下さい。

	1	2	3	4
	583	695	395	595
	588	796	498	699
	296	368	772	663
	971	189	872	278
+	285	675	186	488

練習23　国旗を描く

下の線画の国旗を紙のあいているところに写して下さい。5分で止めて下さい。時間があまったらあなたの好きな絵を余白に描いて下さい。

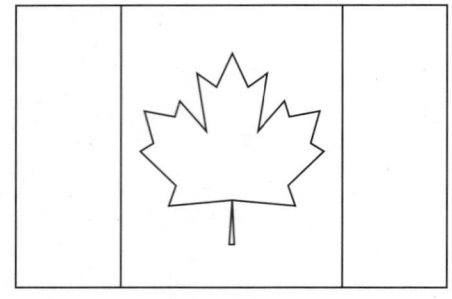

カナダ

火曜日の練習はどうでしたか？点数にすると100点満点で何点くらいになりますか？また練習について何でもよいから、下に書いて下さい。

水

水曜日の練習
そろえるもの：鉛筆と色鉛筆、月曜日に作った漢字ゲームカード16枚、A4の紙1枚、ハサミ、タイマー

今週の練習は11から23まで5分ずつでやりましょう。5分で止めて下さい。ただし練習18の練習は10分で22の確認の計算は5分の時間外でやって下さい。

練習11　漢字並べ

次に5個の漢字があります。その漢字を5回横に書きましょう。また、その下にその漢字の読みをひらがなで書き、意味も書きましょう。5分で止めて下さい。

1　鉄道
　　読み
　　意味

2　感情
　　読み
　　意味

3　哲学
　　読み
　　意味

4　道路
　　読み
　　意味

5　部屋
　　読み
　　意味

練習12　カナ並べ

次に10個のカタカナがあります。　そのカタカナを横に3回書きましょう。
5分で止めて下さい。

1　ポルトガル

2　リハビリテーション

3　ピカチュウ

4　エンピツ

5　ストーブ

6　チューリップ

7　サイコロ

8　ボランティア

9　パズル

10　オレンジ

練習13　ひらがな並べ

次に10個のひらがながあります。そのひらがなを横に3回書きましょう。
5分で止めて下さい。

1　すうじ

2　てんもんがくしゃ

3　かざん

4　かいてい

5　こうぶつ

6　はしら

7　かいがんせん

8　そうりだいじん

9　かんきょう

10　ちきゅう

練習14　漢字ゲーム

月曜日に作った漢字ゲームの16枚のカードがあります。もう一枚A4の紙を使って、同じ大きさに切ります。そして前に作った16枚の複製を作って下さい。複製というのは、全く同じものを作ることです。この16枚ずつの赤のへんと黒のつくりの組み合わせで、5分間で漢字を7つ以上作り、その漢字を下に書きましょう。

練習15　形の配列

次の形をそのまま右にうつして2回書きましょう。5分で止めて下さい。

◎ ◇ ○ △ □

○ △ □ ○ △

△ △ □ ▽ ▽

◎ ◉ ○ □ □ △

▽ ※ △ □ ○ ○

△ □ ※ 〒 □

練習16　形と色並べ

次の形には下に色の名前が書いてあります。その形をそのまま右に写して指定通りの色を塗りましょう。5分で止めて下さい。

◎ ◇ ○ △ □
赤 緑 緑 青 黄

○ △ □ ○ △
黒 青 黄 黒 青

△ △ □ ▽ ▽
青 青 青 緑 緑

◎ ◎ ○ □ □ △
赤 赤 黒 黄 黄 青

▽ △ □ ○ ○
緑 青 青 赤 赤

△ □ □ ◎
青 青 青 赤

練習17　数と形と色を選ぶ

次の形が円であり、下の数字が奇数であれば赤で塗り、形が四角であり、下の数字が偶数であれば黄色で塗りましょう。5分で止めてください。

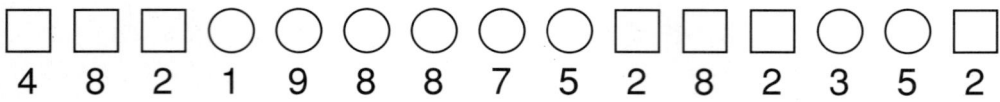

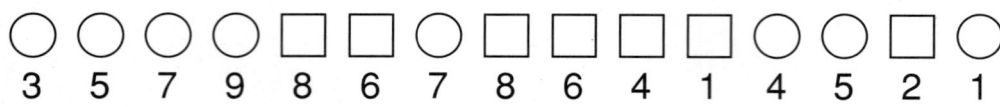

練習18　方向並べ

次に方向を示す矢印（矢頭）か、文章があります。その通り書いて下さい。
10分で止めて下さい。

1　次の印どおり3回書いて下さい。

↑↑→→↑←←↓↓

△△△△▽▽

▽△←←↑↓↑↓→

2　右向きの矢印4本、上向きの矢印1本、下向き矢印1本、左向き矢印4本を下に並べる

3　2で書いた矢印を2回そのとおり写して下さい。

練習19　数字暗号から文章作成

下の数字で記号化した文章が2つあります。その数字列をもとの文章に再構成して下にかなで書いて下さい。ただ濁点はないので自分で想像でつけて読み易い文章にしましょう。5分で止めて下さい。

い	ろ	は	に	ほ	へ	と	ち	り	ぬ	る	お	わ	か	よ	た	れ	そ
1	2	3	4	5	6	7	8	9	10	11	12	13	14	15	16	17	18

つ	ね	な	ら	む	う	ゐ	の	を	く	や	ま	け	ふ	こ	え	て	あ
19	20	21	22	23	24	25	26	27	28	29	30	31	32	33	34	35	36

さ	き	ゆ	め	み	し	ひ	も	せ	す	ん
37	38	39	40	41	42	43	44	45	46	47

1

15 31 1 21 3 14 9 33 7 27 42 16 16 40 4 19 30 22 21

1 40 4 36 24 43 7 14 16 28 37 47 1 30 46

2

31 1 14 1 42 35 1 11 7 44 16 8 4 16 46 31 22 17 42

47 42 16 7 44 4 24 22 38 22 17 11 33 7 3 16 16 36 9

30 46

練習20　分類

次の名詞を下の3つの枠のなかに分類して書き入れましょう。5分で止めて下さい。

京都　インド洋　太平洋　ロンドン　青森　仙台　熊本　札幌　メルボルン　ソウル
大西洋　ローマ　オホーツク海　愛媛　ベーリング海　ニーヨーク　横浜　金沢
ハノイ　静岡　大阪　北京　福島　カルカッタ　和歌山

日本の都市名

世界の都市名

海洋名

練習21　文章構成

次の3つの文章は順序が違っているために意味がわかりません。わかるように並べなおして文章を書いて下さい。5分で止めて下さい。

1　漫画時代の　テレビの影響も　といわれますが　私達は　多分にあります。子ども

2　梅雨という字で　日本の6月は　梅の実のなる　雨が多く　季節です。表すように

3　有名な都市です。ルネッサンス時代に　イタリアの　花ひらいた　フローレンスは

練習22　面白い数

変わった足し算をしてみましょう。まず横に並んでいる5つの数字の一位の数を足して答の下二桁とします。この数を50から引きます。それを答の上二桁とします。5分で止めて下さい。時間外でこの計算の答えを確かめましょう。

　　　　　　　　　　　　　　　　　　　　　　　　　　　上の計算の答

1　　711　　400　　511　　302　　601　　_____

2　　642　　756　　317　　129　　780　　_____

3　　543　　558　　910　　328　　285　　_____

4　　840　　617　　405　　278　　483　　_____

下の足し算をしてみて下さい。

	1	2	3	4
	711	642	543	840
	400	756	558	617
	511	317	910	405
	302	129	328	278
+	601	780	285	483

練習23　国旗を描く

下の線画の国旗を紙のあいているところに写して下さい。5分で止めて下さい。
時間があまったらあなたの好きな絵を余白に描いて下さい。

ギリシャ

水曜日の練習はどうでしたか？点数にすると100点満点で何点くらいになりますか？また練習について何でもよいから、下に書いて下さい。

木

木曜日の練習　　そろえるもの：鉛筆と色鉛筆、漢字ゲームのカード32枚、ハサミ、タイマー

今週の練習は11から23まで5分ずつでやりましょう。5分で止めて下さい。ただし練習18の練習は10分で22の確認の計算は5分の時間外でやって下さい。

練習11　漢字並べ

次に5個の漢字があります。その漢字を5回横に書きましょう。また、その下にその漢字の読みをひらがなで書き、意味も書きましょう。5分で止めて下さい。

1　姉妹
　　読み
　　意味

2　学校教育
　　読み
　　意味

3　肯定否定
　　読み
　　意味

4　正直者
　　読み
　　意味

5　落語界
　　読み
　　意味

練習12　カナ並べ

次に10個のカタカナがあります。　そのカタカナを横に3回書きましょう。
5分で止めて下さい。

1　フランス

2　リハビリテーション

3　シマウマ

4　カナズチ

5　コタツ

6　スイセン

7　テツボウ

8　ボランティア

9　テレビ

10　グリーン

練習13　ひらがな並べ

次に10個のひらがながあります。そのひらがなを横に3回書きましょう。
5分で止めて下さい。

1　きゅうかんちょう

2　かがくしゃ

3　けいさつ

4　みずうみ

5　どうぶつ

6　きかい

7　かいすい

8　しぜんはかい

9　かんきょう

10　うちゅう

練習14　漢字ゲーム

32枚の漢字ゲームのカードのうち、つくりの8枚を取り出してその字を消して、そのかわりに下の8つのつくりを書いて下さい。5分間でそのつくりとあうへんを、赤で印をつけた16枚のカードから選んで5つ以上の漢字を作り、下に書いて下さい。

1　立
2　欠
3　目
4　肖
5　木
6　少
7　主
8　尺

練習15　形の配列

次の形をそのまま右にうつして2回書きましょう。5分で止めて下さい。

○△□○△○

△△□○□□

△□○○△□□

○◎◇◇□△▽

▽▽△□◇◎○○

練習16　形と色並べ

次の形には下に色の名前が書いてあります。その形をそのまま右に写して指定通りの色を塗りましょう。5分で止めて下さい。

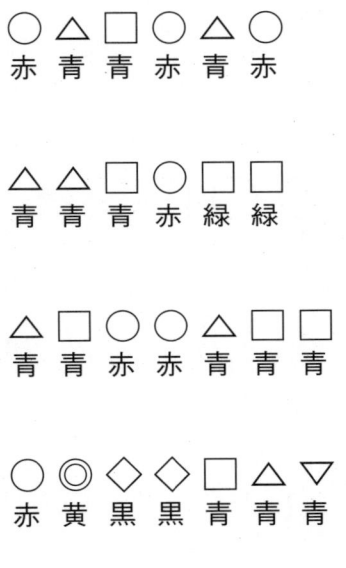

○ △ □ ○ △ ○
赤 青 青 赤 青 赤

△ △ □ ○ □ □
青 青 青 赤 緑 緑

△ □ ○ ○ △ □ □
青 青 赤 赤 青 青 青

○ ◎ ◇ ◇ □ △ ▽
赤 黄 黒 黒 青 青 青

▽ ▽ △ □ ◇ ◎ ○ ○
青 青 青 青 黒 黄 赤 赤

練習17　数と形と色を選ぶ

次の形が円であり、下の数字が奇数であれば赤で塗り、形が四角であり、下の数字が偶数であれば黄色で塗りましょう。5分で止めてください。

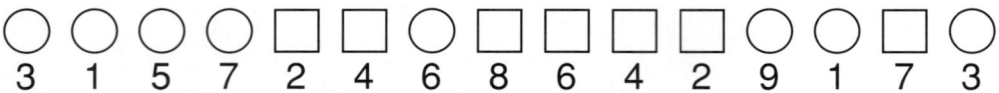
3 1 5 7 2 4 6 8 6 4 2 9 1 7 3

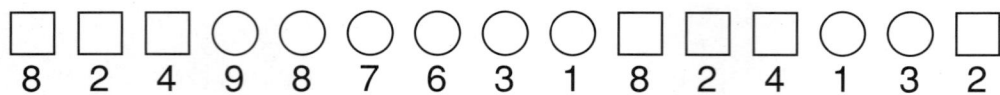
8 2 4 9 8 7 6 3 1 8 2 4 1 3 2

練習18　方向並べ

次に方向を示す矢印（矢頭）か、文章があります。その通り書いて下さい。
10分で止めて下さい。

1　次の印どおり3回書いて下さい。

→→→→↑←←←↓↓△△

△△▽△←←↑↑↓↓→

△△→→→→↑←←←↓↓

2　右向きの矢印3本、上向きの矢印2本、下向き矢印2本、左向き矢印3本を下に並べる

3　2で書いた矢印を2回そのとおり写して下さい。

練習19　数字暗号から文章作成

下の数字で記号化した文章が2つあります。その数字列をもとの文章に再構成して下にかなで書いて下さい。ただ濁点はないので自分で想像でつけて読み易い文章にしましょう。5分で止めて下さい。

い	ろ	は	に	ほ	へ	と	ち	り	ぬ	る	お	わ	か	よ	た	れ	そ
1	2	3	4	5	6	7	8	9	10	11	12	13	14	15	16	17	18

つ	ね	な	ら	む	う	い	の	を	く	や	ま	け	ふ	こ	え	て	あ
19	20	21	22	23	24	25	26	27	28	29	30	31	32	33	34	35	36

さ	き	ゆ	め	み	し	ひ	も	せ	す	ん
37	38	39	40	41	42	43	44	45	46	47

1

31 1 14 1 42 35 1 11 7 44 16 8 4 16 46 31 22 17 42

47 42 16 7 44 4 24 22 38 22 17 11 33 7 14 36 9 30 46

2

16 17 35 44 24 47 40 1 27 26 14 17 11 33 7 3 35 38

21 1 26 35 46 14 18 17 27 14 34 11 33 7 3 36 9 30 46

練習20　分類

次の名詞を下の3つの枠のなかに分類して書き入れましょう。5分で止めて下さい。

ダイヤモンド　水晶　めのう　シャツ　レインコート　浴衣　スリッパ　下駄　草履　エメラルド　羽織　サファイア　スカート　ブラウス　サンダル　靴　真珠　コート　和服　ルビー　ガーネット　ブーツ

宝石

着る物

履物

練習21　文章構成

次の3つの文章は順序が違っているために意味がわかりません。わかるように並べなおして文章を書いて下さい。5分で止めて下さい。

1　飛行機事故で　書かれてあります。作者は　亡くなったと　星の王子さまの

2　変わり易いことを　熟年者は　世の中は　さとっているので　平常心を保てます。

3　たくさんの　東京の文京区は　東京ドーム　豊島区の東にあり　があります。教育施設と

練習22　面白い数

変わった足し算をしてみましょう。まず横に並んでいる5つの数字の一位の数を足して答の下二桁とします。この数を50から引きます。それを答の上二桁とします。5分で止めて下さい。時間外でこの計算の答えを確かめましょう。

上の計算の答

1　　721　　400　　501　　302　　601　　_____

2　　642　　756　　217　　229　　780　　_____

3　　147　　805　　218　　773　　681　　_____

4　　790　　687　　465　　298　　483　　_____

下の足し算をしてみて下さい。

	1	2	3	4
	721	642	147	790
	400	756	805	687
	501	217	218	465
	302	229	773	298
+	601	780	681	483

練習23　国旗を描く

下の線画の国旗を紙のあいているところに写して下さい。5分で止めて下さい。時間があまったらあなたの好きな絵を余白に描いて下さい。

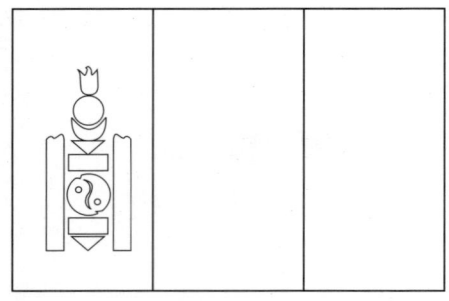

モンゴル

木曜日の練習はどうでしたか？点数にすると100点満点で何点くらいになりますか？また練習について何でもよいから、下に書いて下さい。

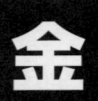

金曜日の練習　そろえるもの：鉛筆と色鉛筆、漢字ゲームのカード32枚、ハサミ、タイマー

今週の練習は11から23まで5分ずつでやりましょう。5分で止めて下さい。ただし練習18の練習は10分で22の確認の計算は5分の時間外でやって下さい。

練習11　漢字並べ

次に5個の漢字があります。その漢字を5回横に書きましょう。また、その下にその漢字の読みをひらがなで書き、意味も書きましょう。5分で止めて下さい。

1　神経衰弱
　　読み
　　意味

2　記録技術
　　読み
　　意味

3　空想小説
　　読み
　　意味

4　宇宙科学
　　読み
　　意味

5　建築資材
　　読み
　　意味

練習12　カナ並べ

次に10個のカタカナがあります。　そのカタカナを横に3回書きましょう。
5分で止めて下さい。

1　フィリピン

2　リハビリテーション

3　キリギリス

4　フォーク

5　エントツ

6　スイトピー

7　ガンモドキ

8　ボランティア

9　コップ

10　ブラック

練習13　ひらがな並べ

次に10個のひらがながあります。そのひらがなを横に3回書きましょう。
5分で止めて下さい。

1　しょうめい

2　せんせい

3　さつじん

4　ふじさん

5　いきもの

6　けんこうかんり

7　じんこうもんだい

8　しぜんかんきょう

9　こうつうじこ

10　ごくらく

練習14　漢字ゲーム

今まで漢字ゲームで32枚の字のカードを作りました。今度はそれを使って10個以上の漢字を作って下に書きましょう。今までに作った漢字でもけっこうです。5分で止めて下さい。

練習15　形の配列

次の形をそのまま右にうつして2回書きましょう。5分で止めて下さい。

○△□△△□

○△○△○□□△

△△□○□□

□○○◎◎◇◇

◇◇◇□◎○

△□○○

△□□□△□○○

練習16　形と色並べ

次の形には下に色の名前が書いてあります。その形をそのまま右に写して指定通りの色を塗りましょう。5分で止めて下さい。

○　△　□　△　△　□
赤　青　緑　青　青　緑

○　△　○　△　○　□　□　△
赤　青　赤　緑　赤　緑　緑　青

△　△　□　○　□　□
青　青　緑　赤　緑　緑

□　○　○　◎　◎　◇　◇
緑　赤　赤　黄　黄　黒　黒

◇　◇　◇　□　◎　○
黒　黒　黒　青　黄　赤

△　□　○　○
黄　黄　赤　赤

△　□　□　□　△　□　○　○
青　緑　緑　緑　青　緑　赤　赤

練習17　数と形と色を選ぶ

次の形が円であり、下の数字が奇数であれば赤で塗り、形が四角であり、下の数字が偶数であれば黄色で塗りましょう。5分で止めてください。

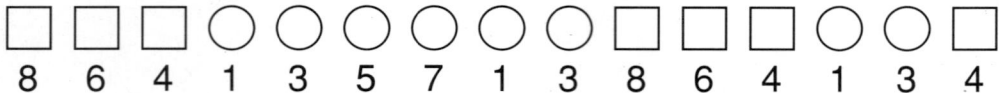

□ □ □ ○ ○ ○ ○ ○ ○ □ □ □ ○ ○ □
8 6 4 1 3 5 7 1 3 8 6 4 1 3 4

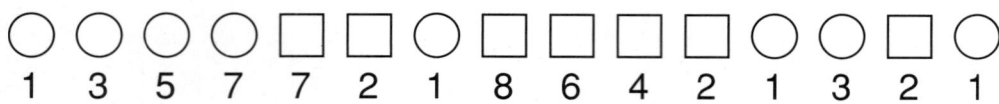

○ ○ ○ ○ □ □ ○ □ □ □ ○ ○ □ ○
1 3 5 7 7 2 1 8 6 4 2 1 3 2 1

練習18　方向並べ

次に方向を示す矢印（矢頭）か、文章があります。その通り書いて下さい。
10分で止めて下さい。

1　次の印どおり3回書いて下さい。

↑↑↑→↑←←↓↓

△△△▽→←

▽△←←↑↑↓▽▽

2　右向きの矢印1本、上向きの矢印4本、下向き矢印1本、左向き矢印4本を下に並べる

3　2で書いた矢印を2回そのとおり写して下さい。

練習19　数字暗号から文章作成

下の数字で記号化した文章が2つあります。その数字列をもとの文章に再構成して下にかなで書いて下さい。ただ濁点はないので自分で想像でつけて読み易い文章にしましょう。5分で止めて下さい。

```
い  ろ  は  に  ほ  へ  と  ち  り  ぬ  る  お  わ  か  よ  た  れ  そ
1   2   3   4   5   6   7   8   9   10  11  12  13  14  15  16  17  18

つ  ね  な  ら  む  う  い  の  を  く  や  ま  け  ふ  こ  え  て  あ
19  20  21  22  23  24  25  26  27  28  29  30  31  32  33  34  35  36

さ  き  ゆ  め  み  し  ひ  も  せ  す  ん
37  38  39  40  41  42  43  44  45  46  47
```

1

15 28 3 9 35 2 24 42 47 1 42 40 27 46 11 43 7 3 12

44 1 14 31 46 43 7 1 3 19 27 24 31 11 44 26 35 46

2

43 7 4 1 2 1 2 44 26 27 28 17 11 43 7 3 42 16 33 33

2 14 36 11 33 7 14 36 9 30 46

練習20　分類

次の名詞を下の3つの枠のなかに分類して書き入れましょう。5分で止めて下さい。

かえで　地下鉄　うし　ひつじ　うま　銀杏　杉　かえで　桐　すずかけ　バス　松　にわとり　やぎ　やなぎ　自転車　うさぎ　バイク　汽車　梅　汽船　あひる　桧　電車　ケーブルカー　あすなろ　胡桃

木

家畜

乗りもの

練習21　文章構成

次の3つの文章は順序が違っているために意味がわかりません。わかるように並べなおして文章を書いて下さい。5分で止めて下さい。

1　楽天的で　ひとは　分かっていないので　いつ死ぬか　いられるのです。

2　気候のよい　海岸線の長い　静岡県は　細長い　太平洋に面し　県です。

3　思い出の　という歌は　僕の　歌です。しゃぼん玉とんだ　田舎の学校の

練習22　面白い数

変わった足し算をしてみましょう。まず横に並んでいる5つの数字の一位の数を足して答の下二桁とします。この数を50から引きます。それを答の上二桁とします。5分で止めて下さい。時間外でこの計算の答えを確かめましょう。

　　　　　　　　　　　　　　　　　　　　　　　　　　　　　上の計算の答

1　　711　　459　　564　　506　　384　　　　　_____

2　　642　　707　　316　　179　　780　　　　　_____

3　　207　　855　　108　　773　　681　　　　　_____

4　　840　　657　　416　　228　　483　　　　　_____

下の足し算をしてみて下さい。

	1	2	3	4
	711	642	207	840
	459	707	855	657
	564	316	108	416
	506	179	773	228
+	384	780	681	483

練習23　国旗を描く

下の線画の国旗を紙のあいているところに写して下さい。5分で止めて下さい。
時間があまったらあなたの好きな絵を余白に描いて下さい。

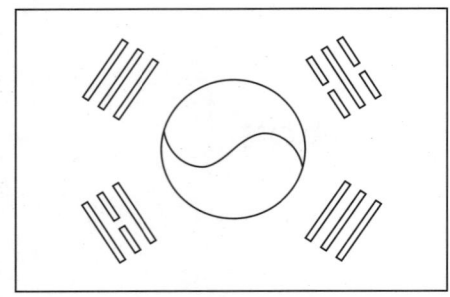

大韓民国

金曜日の練習はどうでしたか？点数にすると100点満点で何点くらいになりますか？また練習について何でもよいから、下に書いて下さい。

FM練習帳

脳損傷のリハビリテーションのための方法

頭が働く練習帳シリーズ

TBIリハビリテーション研究所
FM：藤井正子

株式会社 新興医学出版社

©2002　　　　　　　　　　　　　　　　　　　　　　　　　　　　第1版発行　2002年5月20日

FM練習帳
脳損傷のリハビリテーションのための方法
頭が働く練習帳 I. II. III. IV

著者　　藤井　正子

定価（本体4,200円＋税）

発行所　　株式会社 新興医学出版社
発行者　　服部　秀夫

〒113-0033　東京都文京区本郷6-26-8
TEL 03-3816-2853
FAX 03-3816-2895
E-mail shinkoh@vc-net.ne.jp
URL http://www3.vc-net.ne.jp/~shinkoh

〈検印廃止〉

印刷　株式会社 藤美社　　　ISBN4-88002-607-7　　　　郵便振替　00120-8-191625

○本書のおよびCD-ROM版の複製権・翻訳権・譲渡権・公衆送信権（送信可能化権を含む）は株式会社新興医学出版社が所有します。
○JCLS〈(株)日本著作出版権管理システム委託出版物〉
本書の無断複写は著作権法上での例外を除き禁じられています。複写される場合は，その都度事前に(株)日本著作出版権管理システム（電話03-3817-5670，FAX 03-3815-8199）の許諾を得てください。

この練習帳の使用について

1. 練習帳を作るに至った経緯：
　外傷性脳損傷後のリハビリテーションのために、欧米ではブレインウェイブという練習帳を使っているということを、この制作者は、ロンドンの北、列車で1時間のシェフィールド市にあるシェフィールド大学の頭部外傷リハビリテーションセンターで聞き、知った。日本でそれを翻訳して使用できるようにしようと考えたが、版権をとることが進まずに、それでは自分で作ってしまおうということになった。ブレインウェイブは6つのシリーズからなっている。つまり注意、視覚処理、情報処理1、情報処理2、記憶、実行機能である。大体それぞれ4週間の企画となっている。今回の頭が働く、練習帳は、情報処理段階のものである。
　このシリーズは参考にさせて頂いているが、内容はまったく日本風土に合わせ、日本人に受け入れ易いように独自に作っている。

2. 練習帳使用対象者：
　もし、シリーズがあるとすれば、これはその中間のもので、ある程度の注意力がある方のものである。もし、外傷性脳損傷後の注意力障害が強い方、またはこの練習帳が難しい方、易しすぎる方は、この制作者にご連絡頂ければ制作途中のものをお分けできるかもしれない。

3. 練習帳の実際の施行：
　いずれにしても1日のなかで注意集中出来る時間に雑音の少ない環境で始められると良い。このシリーズをやることで、日常的でない頭の体操ができ、新聞が読みやすくなったり、自分でなにかを調べようとする気持がわいてこよう。使用実例は、この出版社の「認知リハビリテーション2002」に掲載予定である。

4. 練習帳使用の基本方針：
　自分でやる、毎日やることが基本であるのでそれは是非守ってほしい。自己予想採点項目も練習のあとにつけてあるから、採点してみよう。練習帳の実際の採点が最初の自己の予想採点を大きく下回っている場合は、認知機能不全に対する自己認識の甘さを物語る。その場合日常的に失敗が多い筈であるがどうかな？

謝辞：この練習帳の大部分の絵は久米知子さんが書いて下さった。内容の訂正と校正には藤田久美子研究員の助けを頂いた、心から御礼を申し上げます

なおこれ以上の質問は下記に連絡して下さい。
〒110-0008　台東区池之端4-10-10　TBIリハビリテーション研究所　藤井正子
電話とファックス　03-3823-2021

頭が働く練習帳Ⅰの採点例

練習1　脳のはなし
　　10点

練習2　文章を正しく並べる
　　10点　順序の間違いは各2点減点。

練習3　駅名を正しく並べる
　　10点　順序と字の間違い各2つで1点減点。10点以上の減点はすべて0点。記入してない分は1点減点。

練習4　同じ形を同じ色で塗る
　　10点　書き間違いや塗ってないもの4つで1点減点。

練習5　同じ大きさ・形のものを同じ色で塗る
　　10点　書き間違いや塗ってないもの4つで1点減点。

練習6　文字カード
　　10点　50枚の単語カードを完成の場合　10点。字の間違いは5つで1点減点。
　　選び落としも5つで1点減点。

練習7　絵を正しく並べる
　　10点　配列間違い2つで1点減点。

練習8　形並べ
　　10点　全部で8つ書くので、不十分なものにたいして、2つで1点減点。

練習9　書き取り
　　10点　全部で16あるので、それぞれ0.5点、長いものを1点とする。

練習10　数字並べ
　　10点　全部で24あるので、それぞれ0.5点とする。

頭が働く練習帳Ⅱの採点例

練習11　漢字並べ
　10点　書き取り　1点、読みか意味どちらかできれば　各1点

練習12　カナ並べ
　10点　各1点

練習13　ひらがな並べ
　10点　各1点

練習14　漢字ゲーム
　8点　各1点

練習15　形の配列
　6点　各1点

練習16　形と色並べ
　6点　各1点

練習17　数と形と色を選ぶ
　6点　各0.2点

練習18　方向並べ
　10点

練習19　数字暗号から文書作成
　10点　各5点

練習20　分類
　6点　各2点

練習21　文章構成
　6点　各2点

練習22　面白い数
　8点　各2点

練習23　国旗を描く
　4点

頭が働く練習帳Ⅲの採点例

練習24　形を回転させる
　　10点　各0.5点

練習25　言葉をあいうえお順に並べる
　　15点　各1点

練習26　算数をして進行する
　　15点

練習27　数字的暗号解読
　　10点

練習28　経路の説明を地図からする
　　10点

練習29　いろいろな文字（数字）を写す
　　10点　各1点

練習30　電話帳からの情報
　　10点

練習31　4コマ漫画の説明をする
　　10点

練習32　都市の緯度と経度を調べる
　　10点　各2点

頭が働く練習帳Ⅳの採点例

練習33　母音と子音を区別する
　　10点

練習34　予定表を作る
　　10点

練習35　文章を書く
　　10点

練習36　辺（折り目）を数える
　　10点

練習37　新聞の見出し
　　20点

練習38　家の情報作り
　　10点

練習39　脳を考える
　　10点

練習40　言葉の分類
　　20点　漢字書き取り10点　その他10点